Heft 1—4 der Sammlung liegen bereits fertig vor und enthalten:

Die Neurosen und Psychosen des Pubertätsalters. Von Dr. **Martin Pappenheim** und Dr. **Carl Grosz,** Landesgerichtspsychiater in Wien. Gr. 8°. IX und 129 S. M. 3.—.

Suggestion und Erziehung. Von Dr. med. et phil. **L. Hirschlaff** in Berlin. Gr. 8°. X und 245 S. M. 6.—.

Über kindliche Selbstmörder. Von Professor Dr. **E. Redlich** und Dr. **E. Lazar** in Wien. Gr. 8°. III und 90 S. M. 2.40.

Über chronische Krankheiten des schulpflichtigen Alters. Von Dr. **G. Poelchau,** Schularzt in Charlottenburg. Gr. 8°. IV und 128 S. M. 3.60.

Als weitere Beiträge werden demnächst erscheinen:

Die Leseschwäche (Legasthenie) und Rechenschwäche (Aristhmasthenie) der Schulkinder im Lichte des Experiments. Von Dr. **Paul Ranschburg,** Privatdozent an der Universität und Direktor des staatlichen Institutes für experimentelle Psychologie in Budapest.

In weiterer Folge:

Über Hausaufgaben. Von Professor Dr. **Karl Roller,** Privatdozent an der techn. Hochschule in Darmstadt.

Über das Gedächtnis. Von Universitätsprofessor Dr. **Fr. Kiesow** in Turin.

Die Frage der hygienischen Unterweisung in den Schulen vom Standpunkt des Arztes und des Pädagogen. Von Dr. **Bender,** Schulärztin in Breslau, Dr. **Thiersch,** Medizinalrat in Dresden, Professor Dr. **Kemsies** in Berlin.

ZWANGLOSE ABHANDLUNGEN AUS DEN GRENZGEBIETEN DER
PÄDAGOGIK UND MEDIZIN

HERAUSGEGEBEN VON
TH. HELLER-WIEN UND **G. LEUBUSCHER**-MEININGEN

HEFT 5

GESUNDHEIT UND NACHWUCHS

VON

LEO BURGERSTEIN
IN WIEN.

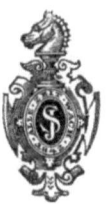

Springer-Verlag Berlin Heidelberg GmbH

1914

ISBN 978-3-662-34889-5   ISBN 978-3-662-35222-9 (eBook)
DOI 10.1007/978-3-662-35222-9

Alle Rechte, insbesondere das der Übersetzung in fremde Sprachen, vorbehalten.

Copyright by Springer-Verlag Berlin Heidelberg 1914

Ursprünglich erschienen bei Julius Springer in Berlin 1914.

Vorwort.

Die gewaltigen erhebenden Fortschritte der Erweiterung menschlicher Erkenntnis und ihrer Anwendungen haben auch die Möglichkeiten einer günstigeren Aufzucht des Nachwuchses gesteigert, welche eine der großen Kulturaufgaben bildet.

Als ich von dem verehrlichen Kaufmännischen Vereine in Linz die Einladung erhielt, einen Vortrag zu halten, wählte ich eine mir naheliegende Seite dieser Aufgabe zum Gegenstand und freute mich, auch über manchen Fortschritt auf diesem Felde berichten zu können.

Ich möchte vorliegende Zeilen nicht schließen, ohne zu einem der Textpunkte (S. 11) noch die schöne Tat großherzigen Bürgersinnes des Wieners C. M. Frank zu berühren, von welcher hier die Blätter während der Drucklegung des Vortrages berichten: Der Schenkung von drei Millionen Kronen und mehr als einem Quadratkilometer Land für ein Kinderspital.

Wien, April 1914.

Leo Burgerstein.

Inhaltsverzeichnis.

	Seite
Bedeutung der Gesundheit für den Einzelnen, die Familie, die Schule, die Gesamtheit	1
Fortschritte der Erziehungshygiene an Ort und Stelle	2
Fortschritte der Bekämpfung von Epidemien, Sterblichkeit in und vor dem Schulalter	3
Faktoren, welche die Gesundheitspflege im Schulalter beeinflussen	5
Moderne Großstadtentwicklung und Einflüsse auf die Gesundheitspflege des Nachwuchses	6
Vorbeugendes hinsichtlich öffentlicher freier Flächen des Stadtgebietes	7
Vorbeugendes hinsichtlich der städtischen Bauordnungen	8
Voraussichtliche gute Folgen einer gesünderen Aufzuchtsmöglichkeit	10
Wohltätige Stiftungen	11
Bewegungsmöglichkeit im und am Schulhause: Gänge, Hallen, Höfe, Dachplätze	11
Freiluftunterricht	15
Unterrichtspausen, Verwendung zu körperlichen Übungen und Lüftung	18
Im Schulhause vor dem Unterricht	22
Das Elternhaus. Schlaf, Alkohol	22
Schularzt, Schulzahnpflege	25
Mängel; die Pflegeschwester als Schulschwester	26
Geschäftliche Ausnutzung der Pflegeschwester auch im Interesse der Kinder	28
Säuglingssterblichkeit und Säuglingsschutz	29
Pflegeschwester und Säuglingsschutz	31
Milchstationen	31
Die „Vereine Kleiner Mütter"	32
Schluß	35

Der Titel meines Vortrages wird hoffentlich kein Bedenken erregen, obzwar er nicht lautet „Nachwuchs und Gesundheit", sondern: „Gesundheit und Nachwuchs"; wenn diese Bemerkung paradox klingt, so bitte ich zu bedenken, daß die Zeit nur wenige Jahrzehnte zurückliegt — ich habe das miterlebt — in welcher man mindestens nicht im Zusammenhang mit Schule theoretisch die Gesundheit hätte vorausstellen können, ohne auf Widerspruch, und sogar von ärztlicher Seite, gefaßt sein zu müssen; heute dürfte das Prinzip, der Gesundheit eine Vorzugsstellung einzuräumen, theoretisch schwerlich mehr bestritten werden, wenn es auch in der Praxis keineswegs durchaus gesiegt hat.

Allgemein wird zugegeben werden, daß die Erhaltung der vollen Integrität des körperlichen und geistigen Gesundseins für den einzelnen ein Schatz von unermeßlichem Wert ist, und die Erhaltung der Gesundheit bei allen zusammen ein solcher Schatz für den Staat; das Gemeinwesen wird nicht leiden, falls einzelne Menschen auf Kosten der körperlichen Gesundheit die höchsten geistigen Güter erringen, aber **die Gesundheit der Volksmasse ist eine Bedingung für die Gesundheit des Staates.**

Die Gesundheit hat einen Wert als Faktor des persönlichen und des Familien-Glücksgefühls, öfter einen Wert hinsichtlich Vererbung von Anlagen auf die Nachkommen, sehr oft einen Geldwert für den Erwachsenen, daher auch die Summe der Gesundheit aller einen Zufriedenheits- und Geldwert für das Gemeinwesen. Wir brauchen nur an den Jammer und an die Verluste in den Familien infolge von Krankheit und vorzeitigem Tod, an die Entgänge von Erwerb und Steuerleistung, an die Kosten der Erhaltung von Waisen, von geistig minderwertigen Kindern, von solchen in Spitälern zu denken. Für die Schule kommt auch der Kapitalsverlust in Betracht, welcher dadurch entsteht, daß Absenzen und Repetieren von Klassen infolge von Untergesundheit einen merklichen

Teil der Unterrichtsauslagen aufzehren. Allenthalben sitzen Kinder in niedrigeren Klassen, als jenen welche für ihr Alter bestimmt sind, es fehlen Kinder beim Unterricht, für welche die Unterrichtsauslagen doch gemacht werden — alles das sind Verluste an Zeit und Geld, an öffentlichem Vermögen. Es wäre interessant, darüber eine genauere Statistik mindestens für ein Jahr aufzustellen.

Das Streben nach einem Erziehungsideal des Nachwuchses, bei welchem gesunde Entwicklung selbst um hohe Preise zu erreichen gesucht wird, ist gewiß berechtigt.

Daß durch die Gesundheitspflege das Erwerben von Schulwissen ungünstig beeinflußt würde, davon ist vorderhand bei uns kaum etwas zu bemerken, wenn auch zuweilen einzelne Schüler sich so sehr auf körperliche Übungen verlegen mögen, daß sie darob ihre Schulpflichten vernachlässigen. Man wird wohl in bezug auf körperliche Erziehung und Wissensforderung zu Kompromissen kommen müssen, um den bestmöglichen Gesamterfolg zu erreichen; ich erinnere mich, vor längeren Jahren in einer der berühmten englischen „Old Schools" (Rugby) gehört zu haben, daß man die Zahl der Spielstunden verringert hat, weil sich die bisherige Übung doch zu wenig mit den modernen Schulbildungsforderungen an einen jungen Menschen vertrug — anderswo wird man vielleicht gut tun, eine Konzession in entgegengesetzter Richtung zu machen.

Es ist fraglich, ob Linz gerade der geeignete Ort sei, um über das Thema „Gesundheit und Nachwuchs" zu sprechen: ich fürchte, es ist vermessen, dies in einer Stadt zu tun, wo ein so ausgesprochenes, nichts weniger als bloß theoretisches, sondern nachweislich vielseitig praktisch betätigtes Interesse für die hygienische Erziehung der Massen besteht. Haben Sie doch seit 20 Jahren den Verein für Jugendspiele und Körperpflege, dessen Mitgliederzahl an sich, sowie Beteiligung aus allen Schichten der Gesellschaft und rege Anteilnahme der Lehrerschaft aller Schulengrade eine beredte Sprache sprechen. Sie haben ferner Spielleiterkurse, Sporte wie Schwimmen und Rudern der Jugend, Sie haben Wanderungen schön entwickelt, ja, Linz ist wohl die einzige Stadt in Österreich, wo das Heilturnen als Schuleinrichtung besteht, auch, wie die Hilfsschule, die Entwicklung der Schülerherbergen, und so manches andere von wertvollen Fortschritten, eine Frucht der unermüdlichen Tätigkeit des um das Gesundheitswohl des Nachwuchses jugendlich begeisterten Herrn Regierungsrates

Commenda. Linz darf sich auch, glaube ich, länger als irgend eine Stadt in Österreich rühmen, Reinigungsbäder an den Schulen eingeführt zu haben, ferner hat Ihre Stadt bereits Schulärzte an den Volksschulen, sowie dem Gymnasium und der Realschule, Schulapotheken, Koch- und Haushaltungsunterrichtskurse, Ferienheim, Kinderfürsorge von der Krippe aufwärts, so auch Kinderbewahranstalten und Kinderhort, in Linz ist die Zentrale des unter der Obmannschaft des Herrn Abgeordneten Helletzgruber stehenden Deutsch-Österreichischen Hauptausschusses für körperliche Erziehung — kurz, es scheint wohl vermessen, hier noch über Gesundheitspflege des Nachwuchses sprechen zu wollen, andererseits muß ich mir aber sagen, daß gerade eine Stadt, wo so viel dafür geschieht und der Sinn für die Förderung einer gesunden Erziehung so stark entwickelt ist, förmlich dazu anreizt, einige Punkte aus dem großen, vielverzweigten, so schwer völlig zu besetzenden und immer neu wachsenden Gebiet zu berühren. Es ist ganz unmöglich, alles mit einem Schlage durchzuführen, aber fortschrittliche Gemeinwesen wie Linz und Urfahr zeigen ja deutlich durch ihre Einführungen, einschließlich prächtiger Schulgebäude, wie überaus vieles allmählich Viribus Unitis zu erreichen ist.

Eine fortschreitende Entwicklung der Hygiene als Wissensgebiet und als Sache der Sanitätsverwaltung hat den Schutz vor gefährlichen Seuchen gewaltig erhöht; wir kennen in Westeuropa nicht mehr die Pest, wir kennen Cholera und Blattern nicht mehr als Epidemien; die Ausrottung der so entsetzlich verheerenden Tuberkulose wäre möglich und praktisch gewiß schon weiter vorgeschritten, wenn die zugehörigen Krankheiten normal einen so galoppierenden Verlauf nähmen, wie die eben vorhin genannten Seuchen. Die Tuberkulose ist hinsichtlich der Sterblichkeit für höhere Altersstufen weit mehr verheerend als für das Kindesalter, in welchem, wie wir seit v. Pirquets Entdeckung so gut wissen, zahllose Menschen angesteckt werden. Es partizipierte aber an der Gesamtsterblichkeit die Tuberkulose verschiedener Organe z. B. in Wien nach dem letzten veröffentlichten Physikatsberichte (1910) mit über 20,3% aller Todesfälle und in Linz (1912) mit 19,9%, also in beiden Städten mit rund 1/5 aller Todesfälle, dabei in Linz mit kaum 1/2% weniger als in Wien. Und das ist eine ausrottbare Krankheit! Wenn eine Riesenstadt wie London eigene Tuberkuloseklassen besitzt, so wird das nicht überraschen müssen;

wie weit sind wir aber im Herzen des europäischen Kontinents, das sich so gern kulturell höchststehend vermeint, gegen das kleine Dänemark mit seinem ausgezeichneten Tuberkulosegesetz von 1905 zurück: dieses hat z. B. zur Folge, daß eine Stadt wie Frederiksberg, mit ca. 12,500 Schulbevölkerung, also etwa soviel wie die Schwesterstädte Linz-Urfahr zusammen, in einem Spital ein eigenes Schulzimmer für tuberkulöse Schulkinder besitzt, welche von einer eigenen Lehrerin unterrichtet werden. Ja, seit 1900 bereits besteht überdies ein besonderer Unterricht für sonst kranke Kinder in dem Spital, auch diese wenigen Kinder werden von einer Lehrerin unterrichtet.

Die wichtigste Aufgabe auf dem Gebiet der Nachwuchspflege wäre die, der Entstehung einer wie immer **heilbedürftigen Nachkommenschaft vorzubeugen.**

Man muß aber leider sagen, daß der Gesundheitszustand des Nachwuchses, auch ohne die Schule in Rechnung zu ziehen, viel zu wünschen übrig läßt. Die schulärztliche Untersuchung der Schulneulinge hat immer wieder ergeben, daß ein keineswegs unbeträchtliches Prozent der Schulrekruten nicht vollgesund ist. Jener Anteil geht manchmal zu hohen Prozentsätzen hinauf, deren Höhe freilich auch beeinflußt wird von der größeren oder geringeren Genauigkeit der Untersuchung und der mehr oder weniger rigorosen Auffassung des Untersuchenden. Die Sterblichkeit der Kinder aber ist im Alter der Schulpflicht selbst die geringste. Es starben von allen 1912 in Linz Verstorbenen im Alter vom 6. bis einschließlich 15. Lebensjahr 2,8%, in Wien 1910 im selben Alter 3,2%, während diese Ziffern für die Zeit von 0 bis zum vollendeten 5. Jahre für Linz 19,1%, also fast $1/5$, für Wien gar 30,6%, d. h. fast $1/3$ aller Todesfälle bildeten. Im Alter vor der Schulpflichtigkeit und an Tuberkulose zusammen ist in Wien über die Hälfte, in Linz fast 40% aller Verstorbenen zugrunde gegangen: Sie sehen, wo der Hebel anzusetzen ist, um die Sterblichkeitsrate herabzudrücken, sowie, daß wir bezüglich des Nachwuchses auf das wenig widerstandsfähige Alter der kleinen Kinder noch werden zurückkommen müssen. Man könnte vermuten, daß eine natürliche Auslese so viele solche als zum Leben ungeeignet vernichtet: wir werden sehen, daß dies nicht ganz richtig ist.

Die Gesundheitsförderung des Nachwuchses überhaupt und im Schulalter insbesondere hängt von verschiedenen Faktoren ab, der Vertretung und Verwaltung in Staat, Land und Stadt, da diesen die Bewilligung der Mittel und großzügig gültige organisatorische Maßnahmen zustehen, von der Lehrerschaft, da die tägliche und stündliche Ausführung des möglichen gesundheitlich Guten und Vermeidung von vermeidlichem Schädlichen, sowie Verbreitung der Belehrung in ihrer Hand liegt, ferner der Ärzteschaft, weil diese in neuerer Zeit ganz anders der Schülerschaft nahesteht als ehedem, da sie sich darauf beschränkte, eine engumgrenzte Tätigkeit hinsichtlich des Verhinderns der Ausbreitung von akuten Infektionskrankheiten auszuüben, während der Schularzt jedes einzelne Schulkind untersucht, im Auge hält, und wo nötig Behandlung oder schulmäßige Berücksichtigung des besonderen Zustandes empfiehlt. Weiter kommen dazu als Förderer der Gesundheitspflege die Schulaufsichtsorgane, welche das Geschehende aus Berichten erfahren und zeitweilig persönlich kontrollieren, Neues anregen und beobachtetes Gute verpflanzen können, die Techniker, welche die Schulbauten unter Berücksichtigung der technisch-hygienischen Fortschritte und der hygienischen Forderungen entwerfen und ausführen, die verschiedenen Vereine, welche die Gesundheitspflege des Kindes- und Jugendalters fördern, sowie das herzliche Mitwirken der Eltern und ganz besonders der Mütter, eines hochwichtigen Faktors, da doch niemandem das Wohl des Kindes so sehr am Herzen liegt, als der eigenen Mutter, von welcher wir daher eine besondere Förderung der bezüglichen Bestrebungen erwarten dürfen. Soweit es sich um Kinder handelt, welche bereits die Schule besuchen, ist dies um so wichtiger, als durch die Schule auch zu Hause neue Beeinflussungen der Gesundheit entstehen, sowohl in Gestalt aufgetragener Hausarbeit mit dem keineswegs gesunden Vielsitzen, als auch in Gestalt von eigenartigen seelischen Einflüssen, welche an sich geeignet sein können, auf Schlaf und Appetit ungünstig zu wirken. Es ist unnötig, dies mit Einzelbeispielen zu belegen[1]).

Aus verschiedenen Gründen war die Frage der Gesundheitspflege des Nachwuchses nicht zu allen Zeiten und an allen Orten und in allen Hinsichten gleich akut gewesen. Die Entwicklung der gesamten Kulturzustände, im besonderen die der Lebens-

---

[1]) Eine kurze Übersicht über alle Teile der Schul- und Unterrichtshygiene findet sich in dem Büchlein: L. Burgerstein, Schulhygiene. Leipzig, Teubner. 3. Aufl. 1912. 143 S. mit 43 Abb. (Bändchen 96 der Sammlung „Aus Natur und Geisteswelt".)

verhältnisse, die des Wissens und die der Schule selbst, sind hierfür beweisend. Man braucht gar nicht weit zurückzublicken, um die großen Unterschiede zu erkennen. Ein Beispiel: Die Entwicklung der Verkehrsmittel hat dem Menschen die Möglichkeit gegeben, Siedlungen mit immer wachsenden und selbst ungeheuren Menschenzahlen zu bilden, Anhäufungen von Menschen, welche ohne jene Verkehrsmittel nicht bestehen könnten, da sie nicht Nahrungsmittel und Heizstoffe produzieren. Und dieser Trieb nach großen Siedlungen zeitigt in jeder Stadt allmählich gesundheitliche Nachteile, welche überwunden zu haben wir noch weit entfernt sind, volkswirtschaftliche Nachteile für das entvölkerte Land und infolgedessen wieder für die Stadt nicht zu erörtern. Ungünstiges Wohnen, Mangel an so wichtigen Lebensfaktoren wie Tageslicht, Luft, Sonnenwirkung im besonderen, an Möglichkeit zu gesunder Körperübung im Freien, andererseits Luftverschlechterung, Verminderung der Besonnung überhaupt durch Luftstaub an sich und Nebelbildung, Anhäufung von kaum zu bewältigenden Staubmassen, Entstehung von unbesonnten Nährböden für gesundheitsgefährliche Keime in den dichtbevölkerten, schlechtdurchlüfteten Gebieten der Städte sind Folgen, welche nicht zum mindesten den Nachwuchs schädigend treffen. Dazu kommt in großen Städten zeitliches Ausnutzen der Volksschulentlassenen in physisch ungesunden, psychisch nicht befriedigenden Arbeitsverhältnissen. Wenn Sie in einer der Großstädte frühmorgens durch eine der Hauptverkehrsadern in der Richtung vom Zentrum gegen die Peripherie zu gehen, so kann Ihnen z. B. die große Zahl der jungen Mädchen von bescheidener Körperentwicklung auffallen, welche an Ihnen vorbeikommt, kleine schmale Wesen, offenbar unterernährt, in der Entwicklung zurückgeblieben, von Haus aus nicht sehr widerstandsfähig, als schwächliche degenerierende Überlebende einer ärmlichen Generation der ungesunden Stadtarbeit zugeführt. Das sind Zustände, welche eine moderne Zeit geschaffen hat; speziell die Großstadt, wie sie jetzt ist, zehrt Existenzen derart auf, daß eine Fortpflanzung dieser Rasse auf die Dauer nicht eintritt, übrigens gar nicht zu wünschen wäre, wie ja die Großstadtfamilien überhaupt nach wenigen Generationen auszusterben pflegen und die Verjüngung der großen Zentren sowie ihr Wachsen an Volkszahl wesentlich durch Zuzug von außen geschieht. In Wien z. B. ist dies auch charakterisiert durch die vielen nichtdeutschen Familiennamen, da die Stadt doch ursprünglich anders bevölkert war, und auch dieser Zuwachs wird wieder aussterben, ohne sich lang halten zu können. **Nun wächst aber jede Stadt mehr und mehr, d. h. nähert sich auch allmählich den kritischen Seiten der großen, denen vorbeugend zu begegnen eine wichtige Aufgabe sein muß**; die Stadt tut dies für ihre Kinder und Enkel, für die Forterhaltung der eigenen Familien — ein ungeschriebenes Fideikommis. Wenn unsere Vorfahren die Städte so ungesund weiter wachsen ließen, wie wir sie heute haben, so dürfen wir diesen Vorfahren insofern keinen Vorwurf machen, als sie die Folgen jener Entwicklung für die Nachkommen doch nicht alle abzuschätzen vermochten: **Wir sehen jetzt die Folgen vor uns und haben unseren Nachkommen gegenüber keinen Entschuldigungsgrund, falls wir keine Vorsorge träfen.** Die öfter vorhandenen gesundheitlichen Vorteile der modernen Stadtentwicklung, wie einwandfreie Abfuhr der menschlichen Abfälle, Versorgung mit einwandfreiem Wasser, Kontrolle der Nahrungsmittel auf Unschädlichkeit, sind solche, daß es ihretwillen keiner Großstädte bedurft hätte, das ist auch im kleinen durchführbar; vergleicht man jedoch diesbezüglich die ländlichen Ansiedlungen, so findet man dort nicht selten recht böse Zustände in den genannten Hinsichten, auch beträchtliche Säuglingssterblichkeit, im großen ganzen genießt aber das Kind auf dem Lande ohne Mühe der Eltern viel Aufenthalt in freier Luft und viel Sonnenschein, unbegrenzte Bewegungsmöglichkeit im Freien und bezüglich der Städte dürfen wir wohl vermuten, daß wir günstigere Gesundheitsverhältnisse des Nachwuchses hätten, wenn wir den **Kindern mehr Freiluftaufenthalt bieten könnten.**

Ein Hauptübel, welches gesunde Entwicklung des Nachwuchses in den Städten hemmt, ist der Mangel an geeignetem, rasch erreichbarem Platz zu Aufenthalt und gesunder Bewegung im Freien und diese Schwierigkeit wächst natürlich mit dem Wachsen der Volkszahl. Daher wäre es höchst wünschenswert, **daß jede Stadtverwaltung möglichst frühzeitig Vorsorge träfe, um für die Zukunft besser vorzubauen,** und es ist erfreulich, zu sehen, daß Linz tatsächlich zeitig einen Luftgürtel schafft. Jede nicht zu große Stadt sollte rechtzeitig in den Außengebieten Flächen ankaufen, um sie inzwischen zu verpachten und seinerzeit zu haben, wenn neuer Boden für öffentliche Gebäude, sowie für Volks- und Jugend-Sport- und Spielplätze nötig wird — aber infolge des Grundwertes nicht mehr erschwinglich ist. Es ist ja wahrscheinlich, daß die Gemeinde bei einer solchen ehrlichen Kaufpolitik im öffentlichen Interesse **schließlich Geld gewinnen möchte**, um so mehr, als sie mit großer Wahrscheinlichkeit die Richtungen der Weiterentwicklung des Stadtgebietes nicht nur vorauszusehen vermag, sondern vielfach als Eigentümerin und Eröffnerin von Verkehrswegen, öfter sogar Massenverkehrsmitteln, diese Entwicklungsrichtungen sogar vorzeichnen kann. Wie ganz anders wären wir z. B. in Wien gestellt, wenn eine solche Politik vor einem halben Jahrhundert betrieben worden wäre. Wie unerschwinglich kostspielig sind heute Flächen, die damals sehr wohlfeil waren — das Anlagekapital für solche Käufe hätte sich gewiß im ganzen gut verzinst. **Im selben Verhältnis steht jetzt jede noch nicht zu große Stadt zu den Nachkommen** — aber wie so manches Lehrreiche mit einer Schlußmoral wird auch die schöne Erzählung von dem Greis, der den Obstbaum pflanzt, dessen Früchte er nicht mehr erleben kann, oft vergeblich gelernt. Wenn nun erfreulicherweise für Linz in seinem jetzigen Umfang als Stadt mit geschlossener Bauweise ein breiter Luftgürtel erhalten bleibt, so wäre es eine Großtat der Vertretung dieser Stadt, auf jenem Gürtel Volks- und Jugend-Sport- und Spielplätze in einem Ausmaß endgiltig zu widmen, welches dem derzeitigen Stadtrayon unter Berücksichtigung der erlaubten Besiedelungsdichtigkeit im alten Stadtgebiet entspricht, und für die spätere Zukunft Außenland im obengestreiften Sinn zu erwerben.

Für die Gesundheit der Volksmasse sind das hochwichtige Probleme.

Dahin gehört auch die Verbauungsart neuer Stadtgebiete hinsichtlich der Wohnhäuser. Die Strömung geht jetzt zur Gartenstadt. Wollte man für größernteils verbaute Stadtstücke strengere Vorschriften machen, so würden bestehende Vermögensvorteile so hart betroffen, daß eine Aktion bis zur Undurchführbarkeit erschwert wäre. Es wird aber niemand Lebendem wehe tun, wenn Bestimmungen für solche Teile der Stadt oder deren Außengebiete gemacht werden, wo der Charakter und Grundwert noch der der ländlichen Siedlung ist, die Grundspekulation noch keine akute Form hat, ja wo es sich derzeit noch gar nicht auszahlen möchte, zu bauen. Wir haben in Wien Stadtteile mit offener Bauweise, ferner solche mit geschlossener Bauweise, wo aber die Haushöhe ziemlich beschränkt ist und Vorgärtchen vorgeschrieben sind — aber Souterrainwohnungen gibt es da und Vorgärten verbreitern wohl den Luftraum der Straße, ohne der Gemeinde Erhaltungskosten für die größere Breite zu machen, sie erhöhen auch den Lichtgenuß der Wohnungen und die Zierlichkeit des Straßenbildes, aber sie sind nicht die **möglichste praktische individuelle Ausnutzung des unverbauten Stadtbodens**. Es wäre weit wichtiger, für die einzelnen Häuser Hinterland zu schaffen, d. h. nur **ein bestimmtes Prozent der Grundstücke als verbaubar zu erklären** und zu bewirken, daß der unverbaute Rest Hinterland bleibt, und daß die Hofflächen aneinanderstoßender Parzellen aneinanderstoßen, ferner nur zwei bewohnte Geschosse zu gestatten, mit Ausschluß von Wohnräumen oder Werkstätten, welche unter das Straßenniveau reichen. Es wäre fraglos ein beträchtlicher Gewinn für Gesundheit und für Komfort der Familienwirtschaft, der ja an sich ein Stück Gesundheitspflege bedeutet, wenn die Säuglinge so oft als es das Wetter erlaubt, rasch und bequem, wie die Puppen bei den Ameisen, an Luft und Sonnenschein gebracht werden könnten, die Kinder einen Auslauf hätten, ohne erst Straßen passieren zu müssen, was ja für viele Kleiderwechsel, für alles sonstigen Zeitverlust bedeutet, für unbegleitete Kleine physische Gefahren, für nicht wenige Kinder auch solche moralischer Art im Gefolge hat und **aus diesen Gründen so oft unterbleibt**, während der Hof eines von wenigen Familien bewohnten Hauses oder die aneinanderstoßenden Höfe eines Blocks vom Haus aus übersehen werden können, kein Toilettemachen nötig ist, keine Entfernung ein Hindernis bildet, die Möglichkeit eines Witterungswechsels keine Rolle spielt und derart sogar das Wägelchen des Säuglings oft im Freien sein kann. Eine einwandfreie klare Formel für Bauordnungen dieser Tendenz läßt sich gewiß finden. Wir in Österreich haben Lebensgewohnheiten einschließlich der bürgerlichen Tageseinteilung, zu denen das schmale englische Familienhaus mit der Küche im Souterrain, mehreren Obergeschossen und dem Dienstbotenraum in der Mansarde wenig paßt. Wir brauchen Ausdehnung der Wohnung möglichst in einer Ebene. Auch dies wäre mit Hilfe des nur zweigeschossigen Hauses unter Wahrung der obigen Grundsätze möglich, bei je einer Wohnung im Hochparterre und erstem Stockwerk, Eingang für jede der Wohnungen getrennt an jedem Ende des Hauses, halbem Dachboden, Keller und Hof zu je einer Wohnung. Von jeder Dachhälfte könnte ein Stück als Dachterrasse entwickelt sein. Bei nur zwei bewohnten Geschossen, also einer Dachgesimshöhe von ca. 8 m und aneinanderstoßenden Höfen eines Blocks wäre schon eine Hoffläche von etwa der Haustiefe, also etwa einem Dutzend Metern und der halben Länge der Hausfront, von Wert, mit einer Bestimmung über Minimalgröße des zu einer Wohnung gehörigen Hofes überhaupt, es wäre aber wohl auch noch keine Utopie, wenn man soviel Hoffläche als Minimum forderte, wie es den zusammengelegten bewohnten Räumen entspricht, wieder mit einer absoluten Minimalgröße. Derartige Forderungen sind erfüllbar, wenn man rechtzeitig, ehe der Grundwert zu hoch steigt, Bauvorschriften in der angedeuteten Richtung für Außengebiete macht. Auf einem anderen Weg, als durch kluge Politik hinsichtlich rechtzeitigen Erwerbs von Außengründen als Stadteigentum, Widmung eines entsprechenden Teils zu Sport- und Spielplätzen und zweckmäßige Bauvorschriften, wird eine gesunde Lebensmöglichkeit in den hier besprochenen Hinsichten für bescheiden oder wenig erwerbende und bemittelte Familien und eine gesunde Betätigung des Nachwuchses in körperlicher Hinsicht schwerlich zu haben sein, sie ist heute in vielen Stadtteilen schon von vornherein behindert, kleine Städte vermögen aber die Entstehung ungünstiger Verhältnisse noch zu verhüten. Die Erde hat einen unendlichen Vorrat von Licht, Luft und Fläche im Verhältnis zum Bedarf des Menschen und dennoch leiden Millionen am Mangel.

Es ist ganz begreiflich, wenn die Familienbildung und Nachkommenzahl zurückgehen. Hygienische, sozial-ethische und sozialmaterielle Gründe sprechen aber auch für die Förderung einer anderen Aufzuchtsmöglichkeit und Aufzucht des Nachwuchses und es ist anzunehmen, daß reichlicher Freiluftaufenthalt von Kindheit an, Anerziehung der Gewohnheit, ein gutes Stück der Freizeit in froher Körperbewegung im Freien zu verbringen, nicht nur ein gesünderes Geschlecht schaffen wird, sondern auch eine solche Generation Erwachsener, welcher noch im reifen Alter die Freude an Freiluftaufenthalt und Freiluftbewegung bleibt. Durch die Anerziehung der Freude an einfachen, nicht kostspieligen und dabei gesunden Genüssen und die Ermöglichung solcher für die so Erzogenen, wenn sie erwachsen sind, ist auch die Verringerung jener Jagd um jeden Preis nach Geld zu erhoffen, welche, skrupellos in der Wahl der Mittel, in immer niedrigerer Weise auftritt — nicht nur in Amerika. Es ist aber eine Freude, zu sehen, wie in neuester Zeit, auch im alten Europa, vornehmer Bürgersinn an der Besserung der Folgen trauriger Zustände tatkräftig mithilft: ich brauche da nur zu erinnern an die Legate von **Spitzberger** und **von Gutmann** in Wien, welche in der letzten Zeit $1\frac{1}{2}$ und 3 Millionen Kronen für die Errichtung und Erhaltung eines Kinderspitals hinterließen, an die Schenkung von **Repphahn** in Charlottenburg, welcher der Stadt Berlin 5 Millionen Mark zur Errichtung und Erhaltung eines Landinternates für gesunde Knaben gab.

Hinsichtlich der in Rede stehenden Bewegungsmöglichkeit des Nachwuchses ist in den alten Großstädten im großen Maßstabe gar nicht mehr zu helfen, denn es liegen die Flächen, welche für Freiluftbewegung, weil nicht zu kostspielig, noch gewonnen werden können, in so großen Entfernungen, daß sie nur mit Verlusten an Zeit und mit Auslagen für Transportmittel erreichbar sind, welche den häufigeren Gebrauch durch das Volk, wie wir ihm zustreben müssen, von vornherein ausschließen. Soweit sind wir heute in Wien, wo der bestehende gute Wille alle Anerkennung verdient, aber längst früher Versäumtes nicht mehr vollends gut machen kann.

Um so mehr müssen wir, besonders in Städten mit geschlossener Bauweise, darauf dringen, für das **Schulhaus** etwas mehr an Platz, d. h. für die Schülerschaft an Bewegungsmöglichkeit zu sichern, als es bisher oft der Fall war.

Als **Bewegungsraum** in den Unterrichtspausen wird in Österreich der Gang zur Erholung benutzt, während in Frankreich nach alten Anordnungen und Bräuchen das „préau couvert", in England die „hall" zu diesem Zweck dient; die Hallenschule ist auch in Schweden, ferner besonders in Finland üblich; wo typisch ausgeführt, hat sie in jedem Stockwerk eine „Halle" eingebaut (statt der Gangflächen); Vorteile bietet dieses System namentlich im kalten Klima wegen des Wärmeschutzes, die natürliche Durchlüftung des Hauses gewinnt aber selbstverständlich auf diese Art nicht; in neuerer Zeit ist die Hallenschule auch in Deutschland versucht worden. Unser Gang ist, wenn richtig angelegt, für den Zweck geeignet. Nehmen wir an, wir wollten jedem Kinde nur $\frac{1}{2}$ qm Fläche an geschlossenem Erholungsraum sichern, also an Gangfläche; ist das anstoßende Zimmer 9 m lang und enthält es 50 Kinder, so müßten sie auf dem anstoßenden 9 m langen Gang diese 25 qm Fläche zur Verfügung haben, d. h. der Gang mit Rücksicht auch auf die dort angebrachten schmalen Kleiderkästen ca. 3 m breit sein. Wäre er aber, was wenig günstig, beiderseitig verbaut, d. h. würden an beiden Längsseiten Klassen anstoßen, mit je 50 Kindern, so wären auf 9 m Länge 100 Kinder unterzubringen und daher 50 qm nötig, d. h. der Gang müßte ca. 6 m breit sein: das sieht gewiß aus, als ob die Forderung luxuriös wäre, Sie sehen aber, daß es doch nicht der Fall ist, besonders in Volksschulen, wo Zimmer für spezielle Lehrzwecke, wie Zeichensäle, Physik-, Chemiesäle usw., keine nennenswerte Rolle hinsichtlich des Zuwachses an Ganglänge spielen.

Wir benötigen ferner **offene Flächen am Schulhause**, einen entsprechend großen Hof. Zu groß kann er nie sein, es wäre aber doch zu fordern, daß er nicht weniger als 2 qm pro Kind biete, was mit Ausnahme der innersten ältesten Teile selbst in Großstädten erreichbar wäre. Der Hof dient zum Freiluftaufenthalt in den Pausen, zum schulmäßigen Turn- und Spielbetrieb, soweit die Gefahr der Störung des Unterrichts in den Klassen es nicht verbietet. Wo und wann immer möglich, wäre aber in Städten mit geschlossener Bauweise die Benutzung des Schulhofes als Spielplatz zu wünschen, auch in dem Sinne, daß er derart vielen häuslich unbeaufsichtigten Kindern zum Horte würde, den häuslich behüteten aber, die nicht von den Eltern der Straße überlassen werden, oft erst die Möglichkeit zu täglicher munterer Freiluftbewegung gäbe; vom Elternhaus nicht zu weit entfernt würde er eine physisch günstige und moralisch reine Gelegenheit zur Betätigung in der Freizeit bieten, wie auch in dieser Hinsicht die Verwendung der Schulhöfe als Eisplätze so dankenswert wäre, wofür Braunschweig 1870 beispielgebend geworden ist; in den neuen Wiener Schulen werden die Schulhöfe auch für Eislauf brauchbar eingerichtet. Anlage und Verwendung machen freilich einige Kosten: Eine wohlfeile Dichtung des Bodens, mäßigen Wasserverbrauch für eine dünne Schichte Bodeneis, Besprengung, Beleuchtung und Beistellen eines beleuchteten und beheizten Raumes während der Zeit der Benutzung. Ein Hydrant soll ja, wo Druckwasserleitung vorhanden, ohnehin auf dem Hofe sein, wegen der Besprengung in der Sommerhitze vor den Pausen. Die größte Schwierigkeit dürfte wohl die Aufsichtsfrage bilden, besonders bei der wünschenswerten starken Benutzung. Würden die Kinder in der Schule an die eben geschilderte Verwendung der Freizeit gewöhnt, so wäre es wohl um so wahrscheinlicher, daß ehemalige Schüler und Schülerinnen Freude an der Sache behielten und wieder kämen, um als Aufsichtsorgane im Ehrenamte — selbst mitzutun; noch wertvoller wäre die Erziehung der Schülerschaft zur Selbstregierung. Und noch höher als die Selbstregierung durch aus der Kameradschaft gewählte Häupter wäre die zu stellen, welche eine fortwährende Aufsicht unnötig machte — es ist ein merkwürdiger Eindruck, den ich beim Besuche eines Kinderlesezimmers in einer der großen amerikanischen öffentlichen Bibliotheken immer mit mir nahm, wenn ich sah, wie dort die Kinder ohne „Begleitung Erwachsener" eintreten, sich ihr Bilder- oder Lesebuch selbst aus einem der Schränke nehmen oder eines geben lassen, und einzeln lesen, oder in kleinen Gruppen sitzend Bilderbücher flüsternd durchblättern, sich überhaupt der Gelegenheit entsprechend benehmen, oder in großen öffentlichen Sammlungen aus- und eingehen, in welchen man vergeblich die Tafel „Kindern ist der Eintritt nur in Begleitung Erwachsener . . ." sucht. Wenn bei uns solcherlei vorkommt, daß Kinder sogar in der Unterrichtspause paarweise herumgeführt werden, oder gar — mit den Händen auf der Bank sitzen müssen, ja da können wir nicht erhoffen, daß sie sich verständig benehmen lernen und daher so benehmen werden, wenn sie es einmal aus eigener Kraft „unbeaufsichtigt" tun sollen.

Die zweckmäßige Ergänzung des Schulhofes ist überall dort, wo man nicht ausgiebigen Hofraum bieten kann, das wärmstens zu empfehlende flache Dach. Der „Dachgarten" (roofgarden — man darf freilich meist dabei nicht an Pflanzen denken) ist zuerst zur Erholung für Kinder auf einem amerikanischen Missionsgebäude entstanden, dann in London bei Schulen, rasch danach in Amerika zu diesem Zwecke aufgetaucht, dann vereinzelt auf dem europäischen Kontinent, in Österreich in Graz und Wien. Die zweckmäßigste Art der Anlage, welche ich sehen konnte, ist die von Snyder in New York eingeführte: das flache Schuldach bekommt einen Bodenbelag aus einer ganz eigenen Sorte hartgebrannter Ziegel, die man dort nach verschiedenen Versuchen als entsprechend herausgebracht hat und wird von einer Eisenkonstruktion überwölbt, deren Öffnungen mit einem weitmaschigen Drahtnetz überspannt sind. So wird die Gefahr des Abstürzens vermieden, ebenso die Möglichkeit des Herabwerfens von Gegenständen, dagegen die Möglichkeit von Ballspielen gegeben und man genießt eine schöne Fernsicht von dort oben, welche die Jugend immer wieder von selbst das so wichtige Fernsehen in den Pausen üben läßt. Die Londoner Dachplätze kann ich nicht so praktisch finden. Zu den Vorteilen des Dachplatzes gehört auch, daß die Pausenzeit besser ausgenützt werden kann, weil der Platz den Kindern der oberen Geschosse rascher erreichbar ist, wie der gleichfalls vorhandene Schulhof für die der unteren Geschosse. Da der Bedarf des Schulhauses an Dachbodenräumen gering, jener an freier Fläche aber groß ist, empfiehlt sich der Dachspielplatz für größere Schulhäuser sehr, und dies um so mehr, als das hohe Dach mehr kostet und vielleicht sogar nicht weniger, wie die New Yorker Bauweise des Dachplatzes mit der Übernetzung. Wo ein qualmender Fabrikschlot gerade seinen Rauch hinsendet, kann man den Platz zur Zeit des Nachfeuerns (das Anheizen kommt zeitlich kaum in Betracht) nicht benutzen, aber es wird wohl möglich sein, von dem Industrieunternehmen eine Konzession in dem Sinne zu erreichen, daß nicht gerade vor der Pause nachgefeuert wird und überdies kann man den Umstand in die Kalkulation einbeziehen, daß erfahrungsgemäß ein Schulhaus länger an derselben Stelle in Gebrauch stehen wird, als die Industrieanlage, da eine solche gewöhnlich im Laufe der Jahrzehnte, wenn der Baugrund teurer wird, wieder mehr an die Peripherie zu rücken pflegt. Wir haben in Wien überhaupt eine rußreiche Luft, aber trotzdem ist der Aufenthalt im Freien, also auch auf dem Dachplatz, noch immer gesünder als der im geschlossenen Raum, und daher auch der Dachplatz in Wien unbedingt zu empfehlen. — Eine überaus anziehende Verwendung kann man in den gedrängt bewohnten armen Vierteln New Yorks in der heißen Jahreszeit sehen: ein Verein veranstaltet auf den luftigen Dachplätzen der Schulen in den Abendstunden für die Mädchen Reigentänze mit Musikbegleitung, wobei die Mütter, zum Teil mit den Säuglingen, mitkommen, und Spiele für die Knaben; es ist ein hübsches Bild, diese armen Schulmädchen in anmutigen Bewegungen in ihrem Sonntagsstaat tanzen zu sehen — aber es ist nicht ohne weiteres gelungen, daß sie kamen; ursprünglich folgten nur sehr wenige Mütter der Einladung, mit den Kindern den Abend in frischer, luftiger Höhe statt auf der übervölkerten, heißen, schmutzigen Straße zu verbringen: deshalb versuchte es der Verein, und zwar mit großem Erfolg, die Reigentänze mit Musik zu benützen.

Eine Trinkwasserversorgung durch Trinkspringbrunnen und eine Abtrittsanlage soll auch vom Dachplatz leicht erreichbar sein.

Die gute moderne Bewegung nach Luftgenuß für die Kinder strebt dem Freiluftunterricht zu, welcher in Städten besonders zu wünschen wäre, wo er leider am schwersten erreichbar ist. Die Fürsorge für physisch unternormale, blutarme, chronisch kränkelnde, schwächliche Kinder, welche ja auch im Unterricht oft schlecht fortkommen, viele Absenzen haben, die besondere Fürsorge für tuberkulöse Kinder hat zur Freiluftunterrichtsbewegung geführt. Oft zitiert ist die als erste förmliche Freiluftschule in Europa auf einem Umweg entstandene Charlottenburger „Waldschule", 1904; England folgte 1907 mit Bostall Wood bei London, Amerika 1908 mit der ersten dortigen Freiluftschule in Providence, Rh. I. Der Freiluftunterricht hat eine verschiedenartige Entwicklung genommen. In Europa sind in der Folge in einigen Fällen Freiluftschulen in einzelnen Städten entstanden, oder besser gesagt, nächst solchen, besonders aber hat die Entstehung von Freiluftschulen in amerikanischen Städten um sich gegriffen, New York hatte allein 1912 bereits 14 Freiluftklassen mit 626 Kindern. In Amerika sind während der letzten Jahre in etwa 20 Staaten und 50 Städten hunderte solcher Einrichtungen geschaffen worden, die Bewegung hat noch eine große Zukunft, und greift bereits über die einer ausnahmsweisen Wohltätigkeitseinrichtung hinaus. Zunächst hat man sich anfangs im Hinblick auf die so überaus günstigen gesundheitlichen Resultate, auch die hinsichtlich des Schulerfolges überhaupt, in verschiedener Weise findig geholfen, um den Freiluftunterricht zu ermöglichen, der natürlich auch dort im Dienste der Tuberkulosebekämpfung steht. Man hat nicht nur getrachtet, solche Freiluftschulen zu gewinnen, welche im Wald oder am Meeresstrand außerhalb der Stadt liegen und mittels eines lokalen Massentransportsmittels aus der Stadt erreichbar sind, sondern hat in verschiedenen Städten z. B. das flache Dach einer öffentlichen Badeanstalt, einer Klinik, einer Fabrik, eines Kinderhortes benutzt, eine dienstuntaugliche Riesen-Passagierdampffähre in der Stadt am Ufer verankert, oder, das war die gestreifte erste

Anlage in den Vereinigten Staaten, in einem aufgelassenen Schulhause die Südmauer eines Stockwerkes ausgebrochen, um doch zu einer Freiluftschule zu kommen. Solche Anlagen können sich allerdings mit außerhalb der Stadt am Strande oder im Walde gelegenen hinsichtlich der pädagogisch anregenden Seiten nicht messen, besonders hinsichtlich der zahllosen Gelegenheiten zur Naturbeobachtung, sie sind aber, sowohl was Herstellung als was Benutzung betrifft, leichter und daher zahlreicher erreichbar. Gerade in Amerika hat man sich auch am öftesten bemüht, die Freiluftschulbenutzung ganzjährig zu machen, die Freiluftschule ununterbrochen durch den ganzen Winter fortzuführen. Man gibt zu diesem Behufe den Kindern eine Art Eskimokostüm, das sie über ihre Kleidung tagsüber anbehalten; dazu gehört auch eine Kapuze, ferner werden warme Handschuhe angelegt und hohe, besonders an der Sohle warm gefütterte Stiefel, sowie ein Schlafsack, der während der Sitzzeiten über die Beine gezogen wird. Die Kleidung wird von der Schule oder der Wohlfahrtseinrichtung, welche die Sache einrichtet, geliefert und den Kindern während des Tages leihweise überlassen. Natürlich sind auch die Lehrer entsprechend warm gekleidet. Der Betrieb samt Unterricht findet selbst bei strengster Kälte, unter dem Fahrenheitschen Nullpunkte, statt, geschrieben wird mit Blei. Nur zur Abspeisung gehen die Kinder in einen erwärmten Raum.

Der Freiluftunterricht, verbunden mit Freiluftaufenthalt während des ganzen Tages, ferner mit Abspeisung und mit Mittagsschlaf, auf einfachen, wenig geneigten, leichten, daher sofort von den Kindern wegschaffbaren Liegerahmen, alles dies zusammen ist von so großem gesundheitlichen Nutzen, daß man die gesundheitlich unterwertig in die Freiluftschule kommenden Kinder nach einigen Monaten Freiluftlebens ohne Gefahr für ihre Gesundheit wieder in die gewöhnlichen Klassen bringen kann, wo sie auch hinsichtlich der erworbenen Kenntnisse und Fertigkeiten keine Schwierigkeiten haben, dem normalen Unterricht zu folgen.

Die Kosten des Betriebes solcher Einrichtungen werden nicht nur von Wohlfahrtsunternehmungen usw. getragen, sondern auch die Eltern steuern gerne nach Kräften bei, weil sie den großen Nutzen für die Kinder kennen und schätzen gelernt haben, da die Sache sich herumspricht.

Es mache sich jede Stadt hinsichtlich der Rentabilität der Vorbeugung folgende Berechnung: Wieviele Kinder sterben dort speziell an Tuberkulose in den einzelnen Lebensjahren bis zum Schlusse des Volksschulpflichtalters? Wieviel hat ein solches Kind durchschnittlich jährlich bis zu seinem Tode das Elternhaus und die Öffentlichkeit gekostet? Das Resultat dieser Berechnung wird höchstwahrscheinlich eine überraschend hohe Gesamtsumme geben.

Die Bedeutung des Freiluftunterrichts wird in Amerika so gewürdigt, daß die Schulämter in Boston und New York, also zwei der vorgeschrittensten Städte, schon angetragen haben, in jedem neuzuerbauenden Schulhause auch für Freiluftunterrichtseinrichtung vorzusorgen; Boston hat bereits 1908 in einer großen neuerbauten Volksschule in jedem Stockwerk ein Freiluftunterrichtszimmer für tuberkulosegefährdete Kinder errichtet, Cleveland, Ohio, hat auf dem Dache eines neuen Schulhauses vier Freiluftklassen angelegt und läßt die bezüglichen Kinder, da es sich vielfach um schwache handelt, mit dem Aufzug befördern. Während ich diese Zeilen niederschreibe, sind die Dinge wohl schon wieder weiter vorgeschritten im Lande des raschen Vorschreitens.

Derartige Einrichtungen können meist nur einem recht bescheidenen, vielleicht höchstens dem ganzen bereits gesundheitlich arg bedrohten Teil der Kindermasse zugute kommen, wie ja z. B. wieder die Landerziehungsheime nur Kindern recht wohlhabender Eltern, während der ausschließliche Freiluftunterricht für die Masse in städtischen Schulen jetzt undurchführbar ist. Jedenfalls wäre aber zu wünschen, daß der Sache allgemein näher getreten würde im Rahmen des Erreichbaren, daß so viel Freiluftunterricht geboten würde, als im Laufe der Zeit überhaupt erreichbar. Die Bewegung geht in den Vereinigten Staaten in der Tat so weit, den gesundheitlich normalen Kindern in der Stadt Freiluftunterricht zu schaffen — erstes Beispiel einer solchen Klasse in New York 1911. Es könnte ja wohl gelegentlich eines Schulneubaues in einer fortschrittlichen Stadt eines der amerikanischen Muster benützt, oder in jedem Stockwerk ein je verschiedenes Stück des Ganges bei einbündiger Anlage durch eine Veranda erweitert werden, so groß, daß je eine Klasse dort Platz fände, bloß gegen Sonnenbrand und Regen durch eine Überdachung geschützt; eine zweite Möglichkeit böte für eine Klasse der Hof, eine weitere ein gedecktes

Stück flaches Dach, um allen Klassen, zunächst während der nicht zu kalten Jahreszeit abwechselnd die Wohltat eines stundenweisen Freiluftunterrichts zu bieten. Als Sitzeinrichtungen empfehlen sich leichte, tragbare Schreibsessel, wie sie in Amerika benutzt werden, wo die Kinder in den Freiluftunterrichtszimmern nach dem Unterricht sofort die Stühle abräumen, ebenso wie nach dem Schlaf die Liegerahmen, um die Fläche für Spiel frei zu machen.

Wir haben aber zu erhöhtem Luftgenuß auch Möglichkeiten, die wir sofort benutzen können und sollen. Ich habe die Unterrichtspausen (S. 11) gestreift. Wir vermögen nicht zu sagen, wie viele Minuten Pausenzeit nach wie viel Minuten intensiv verwendeter Lernzeit unter den verschiedenen sonstigen noch mitspielenden Momenten für jede Altersstufe durchschnittlich ein gesundheitliches Muß sind, ebensowenig als wir trotz vieler darauf verwendeter gelehrter Arbeit bestimmt zu sagen vermögen, wie viel Licht durchschnittlich ein Schularbeitsplatz haben müsse, oder bis zu welchem Grade jene gasige Luftverschlechterung noch vom gesundheitlichen Standpunkte zugegeben werden darf, welche sich einstellt infolge der Lungen- und Hautatmung zahlreicher Menschen in einem geschlossenen Raum. Wir wissen aber, daß der Mensch ein für Außenluft und Tageslicht geschaffenes Wesen ist und wir demgemäß trachten müssen, ihm, wenn wir schon nicht immer Tageslicht und Außenluft bieten können, möglichst Nahekommendes für die übrige Zeit zu geben. Ist doch die Freiluftschule ein sehr beweisendes Experiment an sich! Ebenso lehrt uns die tägliche Erfahrung, und zwar mit aller Bestimmtheit, daß das gesunde Kind einen gewaltigen natürlichen Bewegungsbedarf hat, den wir schon im Beginn der Schulung in derart langen Zeiten unterbinden, daß dies bestimmt nichts weniger als naturgemäß ist, wobei im Sitzen die Atmung verflacht und verlangsamt wird im Verhältnis zu jener bei Bewegung, große Blutgefäße geknickt, die Baucheingeweide gedrückt werden usw. Es ist doch sonderbar, daß der Hochschüler längst 15 Minute Pause auf 45 Minuten Unterricht hat, daß wir bei uns in Österreich in der Mittelschule[1]) lange gebraucht haben, bis wir endlich zunächst auf 10 Minuten Pause, pro 50 Minuten Unterricht gerechnet, gekommen sind und — daß die Dinge in der Volksschule mit dem so großen Bewegungs-

---

[1]) D. h. in Österreich: Gymnasien, **Realschulen** u. dgl.

bedarf ihrer kleinen Insassen am schlechtesten zu stehen pflegen. Es ist dringend zu wünschen, daß in der Volksschule öftere, zum Teil auch längere und richtiger verwendete Pausen gegeben werden, als es bisher leider vielfach der Fall ist. Ganz allgemein müssen die Pausen, wo immer es die Anlage des Hauses nur gestattet, außerhalb des Zimmers und wann nur immer möglich im Freien verbracht werden, unter ungezwungener Bewegung. Man kann nicht dafür eintreten, sie mit kommandierten Turnübungen oder lebhaftem geordnetem Bewegungsspiel oder auch nur mit wildem Herumhetzen verbringen zu lassen; dies hätte allerdings für Atmung, Blutumlauf usw. beträchtlichen Wert, läßt aber eine Ermüdungswirkung für den nächstfolgenden Unterricht erwarten, welche natürlich bei für alle anbefohlenen Turnübungen gleicher Art am größten sein wird; denn dabei handelt es sich um die Notwendigkeit, daß ganz bestimmte Muskelgruppen eine ganz bestimmte dosierte Arbeit und gleich darauf andere wieder eine solche leisten, was eine merkliche Beanspruchung des Zentralnervensystems erfordert, also nicht ohne weiteres als „Erholung" gelten kann; geordnete Bewegungsspiele sind in dieser Hinsicht insofern günstiger, als die Lebhaftigkeit der Anteilnahme öfter mehr ins Belieben des einzelnen gestellt ist, als beim Turnen, aber es ist auch klar, daß nicht wenige Kinder bei diesen animierenden Übungen sehr eifrig mittun werden und die Ermüdungswirkung nicht ausbleiben wird, ebenso wie bei einem wilden Herumtollen. Wir wissen heute, daß physische Arbeit an sich ihren Ermüdungswert auch in der Hinsicht hat, daß sie nicht als „Erholung" von geistiger bezeichnet werden kann, wie man einst meinte. Wohl aber kann man warm eintreten für ungezwungenes Herumschlendern und Herumlaufen in der Pause; von ermüdender Nervenarbeit ist da insofern keine Rede, als es sich um die auch vom Kind schon zahllose Male geübte, sozusagen bereits automatische Arbeit des Gehens handelt, und dem Gesamtverbrauch am Reservematerial des Körpers steht die stark erhöhte Sauerstoffzufuhr zum Blute gegenüber, infolge der gegen das Stehen oder Sitzen verstärkten Atemarbeit, wodurch Zerfallprodukte die sich im Blute angehäuft haben, in weit höherem Maße weggeschafft werden, als bei körperlicher Ruhe, von den Vorteilen für verschiedene andere wichtige organische Funktionen nicht zu reden. Wir dürfen nach so verbrachten Pausen keine mindere Leistungsfähigkeit im Lernen befürchten, sondern können eher eine erhöhte erwarten. Es wäre sehr gut, wenn wir nach jeder auf den Bänken verbrachten Unterrichtszeit der Jugend auch Turnübung und Bewegungsspiel geben könnten, nach der Geistesgymnastik im Zimmerunterricht eine systematische Übung der Muskulatur mit allen daran hängenden Vorteilen für Geist und Körper — dann sollte aber eine Rastpause folgen und solchen idealen Forderungen ist die Zeit noch lange nicht reif! Wer würde heute wagen, die gewiß an sich nicht übertriebene Forderung zu stellen, es mögen die Schulbesucher täglich eine Stunde körperlicher Übung von Schul wegen erhalten; ich erwähne dies deshalb, weil die allermeisten Menschen die Wichtigkeit der Sache anerkennen und damit zugeben werden, wieviel auf diesem Felde noch als anzustreben aussteht. Viel propagiert wurden ganz kurze Übungen in der Pause, in der Turnstunde vorgängig eingeübt und mit besonderer Rücksicht auf Atemgymnastik ausgebildet; es ist das sogenannte Zweiminutenturnen, kurzdauernde Klassenübungen mit tiefem Atmen, welches im Zusammenhang mit einigen einfachen geeigneten Arm- und Rumpfübungen geübt wird. Dieses hier und da bräuchliche Turnen ist 1904 in New York eingeführt worden und der derzeitige Chef des städtischen körperlichen Erziehungswesens an den Volksschulen, Ward Crampton, hat vor zwei Jahren berechnet, daß dasselbe in der Zeit von 1904—1912 2,880,000,000 mal ausgeführt ist; denkt man sich, daß ein Mensch ununterbrochen Tag und Nacht fortturnen möchte — um in der amerikanischen Schätzungsart fortzufahren — bis er alle diese Zweiminutenturnleistungen durchgeführt hätte, so ergäbe das mehr als 10,000 Jahre ununterbrochener Arbeit, es wird also im ganzen auch auf diesem Wege eine gewaltige Leistung als Summe erzielt. Die Übungen werden zweimal täglich vorgenommen, und zwar bei offenen Fenstern. Eine zweckmäßige Gelegenheit hierzu ist auch die Zeit vor dem Baden und dem Singen. Es ist recht gut, die Tiefatemübungen mit geeigneten Turnbewegungen zu verbinden, nicht nur deshalb, weil man natürlich solche Übungen wählt, welche an sich das Ein- bzw. Ausatmen befördern, sondern auch deshalb, weil wir ja ohne körperliche Anstrengung kein Bedürfnis nach solcher verstärkter Atemarbeit haben. Gut wäre es auch, diese in der Turnstunde eingeübten Bewegungen den Schülern zu Hause zur Ausführung bei offenem Fenster frühmorgens nach dem Aufstehen und abends vor dem

Schlafengehen zu empfehlen und jene zu beloben, welche sich das zur täglichen Gewohnheit gemacht haben. Das Zweiminutenturnen in der Pause vorzunehmen, hat insofern seine kritische Seite, als damit doch wieder ein guter Teil der Pause verloren ginge, da ja die Schüler hierzu erst geordnet antreten müssen.

Sollen die Pausen einen nennenswerten Nutzen bringen, so dürfen sie doch nicht unter 10 Minuten betragen und **jedenfalls nach jeder Unterrichtsstunde** soll eine mindestens so lange folgen. Unter allen Umständen soll das Schulzimmer gelüftet werden, so oft es die Verhältnisse erlauben, bei Öffnen von Fenstern und Türen, d. h. mit Zug; im ärgsten Notfall dränge man die Kinder, wenn das Schulhaus eine andere Möglichkeit nicht erlaubt, in den vom Zug am wenigsten getroffenen Winkel des Zimmers zusammen, um dasselbe rasch mit reiner Luft durchzufegen. Das hat sich in alten Dresdener Schulhäusern ganz brauchbar als Notbehelf bewährt. Je kälter die Außenluft ist, desto rascher vollzieht sich der Luftwechsel. Könnten wir mit einem Zauberschlag sämtliche Umschließungen des Schulzimmers für ein paar Sekunden entfernen, so wäre der Wärmeverlust der geringste; da wir das nicht können, werden wir so rasch als möglich alle Fenster soweit es möglich ist, öffnen. Bei strenger Außenkälte genügt dann schon eine Minute, um eine ganz beträchtliche Luftverbesserung zu erzielen, und der längere Rest der ausreichend lang bemessenen Pause genügt zu einer angängigen Anwärmung der Luft. Wenn sie sich nach der Lüftung etwas „frisch" bemerkbar macht, so ist dies ohne Belang und dauert nicht lange, denn ein Kubikmeter Luft braucht zur Erwärmung um einen Grad nur etwa den tausendsten Teil jener Wärmemenge, welche ein fester Körper, wie z. B. Holz oder Mauerwerk durchschnittlich zum selben Zweck beansprucht, d. h. mit der warmen Luft geht nur wenig Wärme aus dem Zimmer weg, und die Hauptwärmereservoirs, d. h. die warmen Wände, Möbel und dergl. verlieren in der kurzen Lüftungszeit bei kaltem Wetter nur einen winzigen Bruchteil der in ihnen aufgespeicherten Wärmevorräte.

Empfehlenswert ist die Beistellung einwandfreier Milch in den Pausen, und zwar in weithalsigen Flaschen, die gleich zum Trinken benutzbar sind.

Sehr zu wünschen ist, die **Spanne Zeit vor dem Unterricht** anders zu behandeln, als es bei uns leider so oft geschieht. Die

22   In der Schule vor dem Unterricht. Elternhaus.

Schüler pflegen verhalten zu werden, innerhalb einer Viertelstunde vor Beginn des Unterrichts in der Schule einzutreffen, um nach der Ankunft sofort ins Klassenzimmer zu gehen und dort den Beginn des Unterrichts sitzend abzuwarten. Es wäre unbedingt vorzuziehen, dieses Stück Sitzzeit für die Kinder und Luftverschlechterung im Schulzimmer zu ersparen, die Kinder anzuweisen, bei gutem Wetter in den Schulhof zu gehen und dort ihre Päckchen abzulegen, bei schlechtem Wetter dies auf dem Gang zu tun, sich zu ergehen, und erst mit dem Glockenzeichen das Schulzimmer aufzusuchen. Damit wäre übrigens für die Lehrer eine leichtere Überwachung der Kinder gegeben, da wenige Lehrer hierzu genügen möchten; die Kinder könnten auch, soweit sie schon zugegen sind, ein paar Minuten vor dem Unterricht zu einer Atemübung klassenweise antreten, welche so eingeteilt würde, daß nach Schluß derselben sich die Lehrstunde anschlösse.

In der Schule läßt sich vieles zur Verminderung schädlicher Einflüsse und manches zur Gesundheitsförderung direkt tun, worauf im einzelnen einzugehen hier zu weit führen würde; wieviel und was geschieht, hängt wesentlich von dem herzlichen Interesse und der Kenntnis des praktisch vorzunehmenden und zu vermeidenden ab, und alles dies kann wieder durch den besonderen bezüglichen Unterricht geweckt und gefördert werden, den die angehenden Lehrer ja bei uns allgemein an den Lehrerbildungsanstalten, bzw. für die Mittelschulen an den Hochschulen genießen, und dessen Qualität in den gestreiften Hinsichten für den Erfolg entscheidend sein wird.

Ich habe früher das Elternhaus berührt: Es ist gewiß wichtig, daß auch die Eltern wissen, was zur gesunden Erziehung gehört und darauf Rücksicht nehmen, soweit es ihre Verhältnisse irgend gestatten. Auch darüber wäre viel zu sagen[1]); ich will hier nur ein Moment berühren, welches für die gesunde Entwicklung sehr belangreich ist, den Schlaf. Der natürliche Schlafbedarf des Kindes sollte nicht durch morgendliches Aufwecken verkürzt werden — und wir wissen alle, daß dies vorkommt, sobald die Schule in das Leben des Kindes eingreift. Es ist fraglos, daß derart das Kind nicht immer den nötigen Schlaf ausreichend genießt und doch

---
[1]) Eine kurze Übersicht des Wesentlichen ist zu finden in: L. Burgerstein, Zur häuslichen Gesundheitspflege usw. Wien. k. k. Schulbücherverlag. 11. Aufl. 10 Heller, Leipzig. B. G. Teubner. 13. Aufl. 10 Pf.

ist es keineswegs immer einfach, demselben die notwendige Schlafdauer zu verschaffen. Gerade Stadtkinder sind abends öfter geistig so angeregt, daß schon der Mangel an Ruhe in der Wohnung, im Hause, auf der Straße das Einschlafen erschwert. Schüler in höheren Schulgattungen pflegen öfter ihre Zeit bei Tage so wenig richtig einzuteilen und zu verwenden, daß sie schon aus diesem Grunde noch bis zur Bettzeit über ihren Aufgaben sitzen und überdies später als ihrem Alter angemessen zu Bette gehen. Nun braucht z. B. ein sechsjähriges Kind durchschnittlich — der Schlafbedarf ist individuell nicht ganz gleich — etwa 11 Stunden Schlaf, d. h. das gesunde wird bei gesunder Lebensweise solange schlafen, wenn man es nicht weckt. Ist das Schulhaus beispielsweise eine Viertelstunde Gehzeit des Kindes entfernt, so soll letzteres nicht später als um 7 Uhr aufstehen, um am ganzen Körper kühl gewaschen zu werden, sich ohne Hast anzuziehen, ohne Hast zu frühstücken und ohne Hast zur Schule zu gehen. Sich das Hasten nicht anzugewöhnen, ist in unserer nervös hetzenden Zeit ein erziehungshygienisch wichtiger Punkt. Da das Kind auch nicht unmittelbar vor dem Schlafengehen sein Abendessen erhalten soll, sondern zwischen Abendmahl und Bettzeit doch eine Stunde vergehen sollte, so hätte das Kind um 7 sein Abendessen beendet zu haben und um 8 zu Bett zu gehen. Mit zunehmendem Alter nimmt der Schlafbedarf ab, und ein Schüler der obersten Mittelschulklasse wird mit 8—9 Stunden auslangen, kann daher erst um 10 oder 11 Uhr zu Bett gehen, wenn er um 7 aufstehen soll. Wie es mit der tatsächlichen Schlafdauer bei uns aussieht, darüber wissen wir leider fast nichts. In Schweden wurde vor 30 Jahren eine Erhebung in großem Stil vorgenommen, welche unter anderen interessanten Momenten auch die wirkliche Schlafdauer von über 11,000 Mittelschülern feststellte. Dabei ergab sich u. a., daß die Schüler im Durchschnitt in jeder Altersklasse zu wenig schliefen, ferner, daß die durchschnittliche Schlafdauer von Schülern jeden Alters um so kleiner war, in einer je höheren Schulklasse sie saßen. In Halle wurde vor mehr als einem Dutzend Jahren gezeigt, daß die Mittelschüler bis zum 13. Jahre ebensolang schliefen, als die gleichaltrigen Bürgerschüler, von den 14jährigen erlitten aber die Mittelschüler eine Schlafverkürzung von $1/4$ bis $3/4$ Stunden täglich und erwiesenermaßen hatten die Mittelschüler auch mehr Hausarbeit als die gleichaltrigen Bürgerschüler. Erhebungen in

London, Berlin haben schon bei Volksschülern zu kurze Schlafzeiten ergeben; diese sind natürlich nicht Folge von Belastung durch Schularbeit. Angesichts der Bedeutung des Schlafes für die Entwicklung des Nachwuchses sind dies aber recht bedauerliche Tatsachen. Aus den Erhebungen, welche Handelskammerrat Patzak in Prag vor 10 Jahren gemacht hat, geht hervor, daß die Gymnasiasten und Realschüler dort wohl noch ausreichend schliefen, aber beiweitem nicht mehr Zeit genug hatten, um die notwendige körperliche Übung zu leisten. Professor Kammel in Wien hat 1912 Erhebungen an 11jährigen Realschülern gemacht und gefunden, daß sie rund 9 Stunden Schlaf genossen; das ist für jenes Alter zu wenig; nach einer probeweisen Umfrage hatten sich nur 57% der Schüler täglich 1—2 Stunden im Freien bewegt. Sie sehen, daß wohl auch bei uns nicht alles klappen wird, aber auf Grund der bisherigen Erhebungen läßt sich keineswegs sagen, in welchem Umfang und auch nicht vermuten, bis zu welchem Grade das Elternhaus, die Schule, die Art der Stadtanlage, d. h. der verfüglichen Gelegenheiten örtlich die Ursache sind, denn die Prager und Wiener Resultate sind an zu kleinen Zahlen und in großen Städten gewonnen. Es wäre überall zu wünschen, daß sich zu ausgiebigen Erhebungen bereitwillige Arbeiter fänden und daß Amt, Schule und Haus solcherlei Erhebungen bestmöglich fördern möchten, damit wir einen klaren Einblick in die Tatsachen und Ursachen gewinnen, um zu wissen, was noch besserungsbedürftig und besserungsfähig ist, auf dass der Nachwuchs in jeder Hinsicht bestmöglich gedeihe. Dies erfordert u. a. auch eine Auffassung der ganzen Aktion von einem höheren Gesichtspunkt, Ausschaltung engherziger Betrachtung des ganzen Vorganges, der ja nichts weniger als eine feindliche Absicht gegen Schule oder Haus oder Unterrichtsamt bedeutet, sondern dem das Bestreben zugrunde liegt, die Jugend so gesund und leistungsfähig als möglich zu erziehen.

Den Schülern der oberen Mittelschulklassen drohen noch andere Gefahren als Schlafverkürzung usf., auf welche hier nicht weiter eingegangen werden soll, ich will nur an die Kneipe erinnern und hinzufügen, daß den Eltern und Lehrern nicht warm genug ans Herz gelegt werden kann, der aufwachsenden Jugend keinen Alkohol in welcher Form immer und bei welcher Gelegenheit immer, also auch nicht etwa bei festlicher oder bei Ausflügen zu geben und — das ist ein wichtiger Punkt — auf die Gesinnung der Söhne auch so einzuwirken, daß sie unabhängig wird von den Glossen weniger gut erzogener Kameraden.

Ich habe früher die schulärztliche Ingerenz gestreift. Die Wichtigkeit der Schularzteinrichtung ist Ihnen ja in Linz aus eigener Erfahrung bekannt. Die Geschichte der Schularztbewegung seit der Zeit einer lebhaften Agitation für die Schularztsache lehrt, daß der Schularzt eigentlich zuerst zu dem Zwecke gefordert wurde, damit die Kinder nicht in ungesunden, d. h. schlecht belichteten, schlechtgelüfteten, schlechtbestuhlten usw. Lehrzimmern untergebracht seien, daß sie nicht aus schlecht gedruckten Schulbüchern lernen müssen und dergl.; dazu wären nicht Schulärzte nötig gewesen; später ist für sie eine ganz anders wichtige Funktion gefordert worden, welche von großer Bedeutung ist und nur durch sie vertreten werden kann: die Untersuchung der Kinder. Die letzte Konsequenz ist aber leider nicht sofort mit aller Bestimmtheit gezogen worden, man hat sich zu sehr mit jener Untersuchung begnügt und erst in neuerer Zeit beginnt sich auch auf dem europäischen Kontinent mehr und mehr eine bestimmt ausgesprochene Wandlung in dem Sinne zu vollziehen, in dem England und Amerika von vornherein bestimmter zugegriffen haben, nämlich dafür zu sorgen, daß jedes Kind, welches einer ärztlichen Behandlung bedarf, dieser auch teilhaftig werde. Das ist der schwierigste Teil der Schularztsache, zumal in großen Städten — vom Lande will ich über die Schularztmöglichkeiten hier nicht sprechen — denn wenn die Untersuchung eingeführt wird, tauchen mit einem Male eine Unmasse von behandlungsbedürftigen Kindern Armer auf, für welche die vorhandenen Behandlungsstellen oft gar nicht langen und eine Notwendigkeit der Vermehrung von Ambulatorien dort, wo das Massenelend gewöhnlich ist, wird die Folge. Alles das wird sich im Laufe längerer Zeit auch hoffentlich zum guten Ende richten lassen, samt Verallgemeinerung der Krankenversicherung auf die Familie innerhalb bestimmter Kreise. Am günstigsten ist die Einrichtung von eigenen Schulambulatorien, wobei ein solches Ambulatorium in einem Schulhause errichtet wird, welches gegen eine Anzahl anderer Schulen, die zu ihm steuern, zentral belegen ist. Ein besonderer Fall ist wieder das Zahnambulatorium, die „Schulzahnklinik"; die Schulzahnpflege verdankt eine sehr erfolgreiche Propaganda Jessen in Straßburg, welcher international anregend gewirkt hat. In der Schulzahnklinik werden alle Kinder der zugehörigen Schulen hinsichtlich der Gebisse untersucht, die Eltern, welche nicht arm sind, erhalten eine Nachricht, wenn das Kind eine Zahnbehandlung nötig hat, daß sie dafür sorgen mögen, die Kinder armer Leute werden in der Schulzahnklinik auch umsonst behandelt. Eine Lücke ist freilich die, daß es Eltern gibt, welche nicht „arm" sind, deren Mittel aber die Auslage für eine Gebißbehandlung doch schwer ermöglichen; es wäre gut, wenn für solche eine Behandlung zu ermäßigten Preisen geschaffen würde. Wenn Sie bedenken, wie wichtig ein gesundes Gebiß für die Entwicklung ist, wie das zahnkranke Kind fortwährend gasige Produkte der Fäulnis und Gährung einatmet und derart dem Blute zuführt, wie es mit dem Speichel und der Nahrung immer wieder zahllose Fäulnisbakterien in den Magen bringt, daß in dem Inhalt der hohlen Zähne verschiedene Krankheitskeime Nährböden finden, später die Schmerzen kommen, welche das Kauen und damit das Verdauen erschweren, den Schulerfolg beeinträchtigen, zu herabgesetzter Aufmerksamkeit und Absenzen führen — und zuletzt derart ein Zahn nach dem andern verloren geht, überdies die Atemluft der anderen Kinder in der Schule verschlechtert wird, und wenn Sie auch noch erwägen, daß über 90 % aller Schulkinder an Zahnfäule zu leiden pflegen, so werden Sie die Bedeutung der Schulzahnpflege und das Interesse, welches Ihr Herr Stadtphysikus Müller an derselben nimmt, sehr wohl würdigen.

Daß jener wichtigste Teil der Schularztsachen, welcher sich auf das Erreichen der Behandlung der Kinder bezieht, viel Schwierigkeit macht, ist auch darin begründet, weil leider nicht wenige Eltern, welche ganz gut, oder doch immerhin einen Arzt zu honorieren vermöchten, einen solchen infolge von Indolenz nicht rufen oder aufsuchen, während andere in der Tat zu arm sind, dies zu tun oder zu unverständig oder zu indolent, um das Ambulatorium aufzusuchen, das ihnen empfohlen wurde, oder auch nicht die Zeit haben, das Kind dahin zu führen und dort zu warten, ferner nicht geeignet sind, einen Handgriff, wie tägliches Ausspritzen des Ohrs oder Eintröpflung ins Auge vorzunehmen — kurz, in zahlreichen Fällen kommt die schulärztlich empfohlene Behandlung aus verschiedenen Gründen nicht zustande, d. h. die Schularzteinrichtung ist derart für nicht wenige Kinder ohne wichtigen Nutzerfolg. Ein Zwangsmittel, Eltern zu veranlassen, welche in der Lage wären, ärztliche Hilfe zu bezahlen, hat die Schule bei uns bisher nicht, wenigstens kein legales und Überredung anzuwenden, wäre wohl einer Schulleitung gewiß oftmals möglich, ist aber nicht jedermanns Sache, während hinsichtlich der anderen Elterngruppe tatsächlich öfter die harte Unmöglichkeit ein Hindernis ist. In einer riesigen, von der Stadt New York erhaltenen Schule, welche ungefähr den Oberklassen einer Mittelschule entspricht, wird jeder Schüler, der nach wiederholter Mahnung nicht den Nachweis erbringt, daß er die schulärztlich empfohlene Behandlung genießt, ausgeschlossen, ein Vorgang, der freilich in einer Volksschule überhaupt nicht durchführbar wäre; die gestreifte Schule ist das vortreffliche, höchst sehenswerte College of the City of New York, dessen Besuch, speziell hinsichtlich der Vorkehrungen für Hygiene und physische Erziehung ich jedem, der nach New York kommt und sich für jene Themen interessiert, nur empfehlen kann; er wird von den Einrichtungen jener Abteilung überrascht sein, welche unter der vorzüglichen Leitung von Storey steht.

Um nun doch in der Behandlungssache, besonders in der Volksschule, kräftig vorzuschreiten, ist nicht warm genug zu empfehlen die bewährte Einrichtung der Pflegeschwester oder Schulschwester. Da im November des vorigen Jahres bereits eine Krankenpflegerinnenschule in Wien eröffnet worden ist, heuer dort die Schule der Reichsanstalt für Mütter- und Säuglingsfürsorge ins Leben tritt, vielleicht hier und da auch in der Provinz an einem und dem anderen größeren Krankenhause eine Pflegerinnenschule eröffnet werden dürfte, so wird sich voraussichtlich bei uns in Österreich bald eine größere Anzahl von Mädchen und jungen Frauen finden, welche diesen so echt weiblichen Beruf wählen. Auf diese Weise wird ein Vorrat von Pflegerinnen entstehen, welche für den Schulschwesterdienst geeignet, die Einführung an den Volksschulen ermöglichen, wobei der Beruf der Schulschwester voraussichtlich die Annehmlichkeit etwas längerer Ferien versprechen dürfte. Die Schulschwester ist eine englische und zwar Londoner Erfindung, wo sie 1902/3 eingeführt wurde. Sie hat sich sehr rasch über England und die Kolonien sowie die Vereinigten Staaten ausgebreitet und dort überall völlig eingebürgert. In den letzten Jahren ist sie endlich in einigen wenigen Städten des europäischen Kontinents aufgetaucht, und zwar in der Schweiz und dem Deutschen Reiche. Es ist sonderbar genug, daß ein solcher Fortschritt in der

Zeit des Fliegens und drahtlosen Telegraphierens so lange braucht, die Erde zu umkreisen. Auf Grund der gemachten Erfahrungen wird überall, wo die Schulschwester eingeführt ist, rückhaltlos die große Nützlichkeit der Einrichtung betont, welche für bescheidenes Geld viel Gutes leistet, was auf andere Art nicht zu haben ist. Die Schulschwester ist ein geschultes Hilfsorgan der Schularztsache; sie assistiert dem Schularzt bei den Kinderuntersuchungen, führt die Schreibgeschäfte, besucht die Elternhäuser, um säumige Eltern zu überreden, damit sie die schulärztlichen Ratschläge befolgen, den Arzt rufen oder im Fall von Armut das geeignete Ambulatorium aufsuchen. Ist die arme Mutter infolge von Krankheit, oder Kinderzahl oder Erwerbsarbeit als Arbeiterin, Taglöhnerin, Wäscherin usw. außerstande, das Kind ins Ambulatorium zu führen, so führt es die Schulschwester mit anderen solchen selbst hin und zurück, ferner besorgt sie mit geübter Hand das empfohlene Ausspritzen des Ohrs usf., wird ein Kind vom Schularzt wegen Ungeziefers beanstandet und von der Mutter nicht oder unzulänglich gereinigt, so kommt die Schulschwester ins Haus und entlaust nicht nur das beanstandete Kind, sondern gleich die Geschwister mit. Durch ihre Mitwirkung wird erreicht, daß weit mehr Kinder zur ärztlichen Behandlung kommen, als ehedem, und zwar sowohl aus wohlhabenden als armen Familien. In Philadelphia, Pa., wurde nach Smalls Bericht 1910 folgendes Experiment mit acht Schulen derselben Art gemacht: in vier wirkten regelmäßig Schulschwestern, in vier andern keine; nach einem halben Jahre ergab sich, daß in den vier ersten Schulen 90% aller schulärztlichen Ratschläge befolgt worden waren, in den andern vier Schulen nur 25%.

Ich will noch eine eigenartige geschäftliche Ausnutzung des Pflegeschwesterwesens erwähnen, weil sie auch Kindern genützt hat. Eine der größten amerikanischen Versicherungsgesellschaften hat Mitte 1909 in New York ein dreimonatliches Experiment gemacht, indem sie ihren Policenbesitzern im Fall von Krankheit in der Familie wiederholt eine Pflegeschwester ins Haus sandte, um die Familie anzuleiten, wie die ärztlichen Vorschriften auszuführen seien, bzw. damit die Familie, die keinen Arzt hatte, ihn hole; im Falle von Mittellosigkeit vermittelte die Schwester ärztliche Hilfe. Der Versuch rettete zahlreichen Personen das Leben oder verlängerte es, so daß die Gesellschaft die Beibehaltung des

Verfahrens und weitere Anwendung beschloß, und Mitte 1912 war es bereits auf 1104 Städte der Vereinigten Staaten und Kanadas ausgebreitet und hatten bis dahin die Schwestern bereits eine Unzahl Krankenbesuche auf Kosten der Gesellschaft gemacht. Die Kosten der Aktion betrugen ca. 2½ Millionen Kronen (500 000 Dollars). Nicht zum mindesten wurde derart bei Lungenkranken Gutes erreicht und selbstverständlich machte sich die Gesellschaft diese Kosten, weil sie dabei nicht bloß auf ihre Spesen kam. Ferner verteilt sie gedruckte Belehrungen zur Gesunderhaltung und gibt den Versicherten jährlich unentgeltliche Untersuchung.

Damit sind wir bei Formen der praktischen Nächstenliebe angelangt, bei denen Geld zu machen ist — diese haben gewiß alle Aussicht auf Lebensfähigkeit. Ich möchte aber dabei hinweisen auf das Interesse, welches wir alle an der Gesunderhaltung anderer haben. Die armen Leute, welche erkranken, sind keineswegs bloß eine Gefahr für jene ihrer Nächsten, welche, selbst arm, unter ebenso ungünstigen Lebensbedingungen ihr Dasein fristen, sondern auch für den Bestsituierten. Es gäbe gewiß, um eine schleichende Krankheit zu nennen, weniger Erkrankung und Tod an Tuberkulose unter den Wohlhabenden oder, um eine akute Krankheit zu nennen, weniger Scharlach unter den Reichen, wenn die Armut gesünder lebte und dies gilt nicht zum mindesten vom Wohnen.

Um nun wieder zu unserem eigentlichen Thema zurückzukommen: Auf die Kinder im Schulalter können wir mit Hilfe der Schule Masseneinwirkungen ausüben, leider hat die Kultur aber noch kein allgemeineres Mittel eingeführt, um auch auf jüngere Altersgrade in analog großem Maßstabe hinsichtlich der Entwicklung Einfluß zu nehmen. Wir sahen die hohen Prozente der Sterblichkeit unter den Säuglingen und weiter auch noch beträchtliche unter den Kindern von 1—5 Jahren; von den Lebendgeborenen starben in Linz 5,7% schon im ersten Lebensmonat, mehr als ein Drittel derselben war gewiß lebensfähig. Angesichts des Umstandes, daß jede Geburt an sich schon eine gewaltige Leistung der Mutter voraussetzt und selbst bildet und die Zahl des Nachwuchses überall eine sinkende Tendenz aufweist, wird man um so mehr bemüht sein müssen, vermeidliche Verluste an Geborenen zu vermeiden. Es ist notwendig, immer weiter zurückzugreifen, bis zum Neugeborenen und zum Mutterschutz vor der Geburt. Nun haben wir z. B. vereinzelt Stillkrippen in großen

Fabriken, so daß die Arbeiterin als Mutter dem Kinde die gesündeste Nahrung während der Arbeit bieten kann — die glücklichste, leider nicht für jede außer Haus arbeitende Mutter erreichbare Lösung; wir haben die Krippen, in welche die Mutter tagsüber das Kind in Pflege geben kann, wenn ihr Erwerb außer Haus liegt; in Charlottenburg besteht ein eigenartiges großes Institut für Berlin usw. Gerade in Dingen des Säuglingsschutzes ist aber in Amerika in neuerer Zeit sehr Bemerkenswertes großzügig geschehen, was insofern weniger verwunderlich ist, weil dort der Mensch mehr wie in Europa als Kapital gilt, das auch anders umgesetzt wird, sowie weil dort das Kind mehr denn im alten Europa als Bürger betrachtet wird, der Rechte an die Öffentlichkeit hat. Wer jemanden als intelligentes Kind in Europa gekannt hat, dem wird auffallen, daß in Amerika jenes Kind sich als Persönlichkeit anders entwickelt hat, wie dies in Europa geschehen wäre. Von welcher Bedeutung aber die Tätigkeit zur Erhaltung der Säuglinge dort ist, mögen Sie aus dem Beispiel der größten amerikanischen Stadt, welche vorzügliche Einrichtungen eingeführt hat, entnehmen, New Yorks, wo die Sterblichkeit der Kinder unter einem Jahre innerhalb 10 Jahren so gesunken ist, daß sie von $16,8\%$ aller Lebendgeborenen im Jahre 1902 auf $11,3\%$ im Jahre 1912 herabging, während z. B. diese Zahl für die Lebendgeborenen in Wien 1910 noch $16,5\%$, in Linz 1912 $13,2\%$ ausmachte. Besonders seit 1908 ist wieder ein starkes Herabgehen der Säuglingssterblichkeit in New York zu sehen und speziell jener an Magen- und Darmerkrankungen seit 1910. Die Säuglingssterblichkeit ist u. a. in New York geringer geworden als in irgend einer der Städte des Staates New York mit Ausnahme von Rochester, wo sich jedoch die Statistik nicht mit der New Yorker vergleichen läßt, weil Todesfälle von Frühgeburten nicht eingezählt werden. Und man ist in New York mit dem Erreichten noch nicht zufrieden, und hofft die Sterblichkeit noch weiter herabzudrücken. Wenn nun eine englische statistische Zusammenstellung aus neuerer Zeit für die dortigen Städte zeigt, daß Größe und Bevölkerungsdichtigkeit der Siedlung die Säuglingssterblichkeit erhöhen, so lehrt das Beispiel New Yorks, daß dies nicht notwendig der Fall sein muß, und das ist bezüglich New Yorks um so merkwürdiger, als es sich um eine Fünfmillionenstadt handelt, wo einerseits die Wohnverhältnisse der kleinen Leute in gewissen Stadtvierteln wie dem italienischen oder jüdischen der City elende sind, anderseits die verrufenen Hitzewellen des dortigen Sommers für Säuglinge mörderisch werden und wo ungebildetes Volk, das nicht einmal die Sprache der Stadt kennt, fortwährend in Masse aus allen Teilen Europas zusammenströmt.

Fortschritt wurde durch verschiedene, in neuer Zeit wesentlich durch folgende drei Mittel erzielt, wobei einleitend noch bemerkt sei, daß eine Reihe von Vereinen, welche mit Kinderfürsorgesachen zu tun haben, sich zu einem gemeinsamen Vorgehen entschlossen, mit einer Zentralstelle in der Kinderabteilung des städtischen Gesundheitsamtes, so daß derart die Babies der Armen schließlich unter der Kontrolle des städtischen Gesundheitsamtes stehen.

Mit Hilfe verschiedener Organisationen wird zu erfahren gesucht, wo überall Mütter in beschränkten Verhältnissen einer Geburt entgegensehen. Schon diese angehenden Mütter werden innerhalb eines Dutzends Tagen einmal von einer Pflegeschwester besucht, wenn nötig auch öfter, um derart das Bestmögliche für das zu erwartende Kindlein vorzukehren; jedenfalls erfährt die Pflegeschwester längstens am folgenden Tage von jeder Geburt infolge der Anzeigepflicht der Hebammen und kommt nun sobald als möglich ins Haus. Derart machen in New York 157 auf Säuglingspflege eingeübte Pflegeschwestern Hausbesuche bei armen Müttern in jenen Bezirken, wo die größte Geburtenzahl und Sterblichkeitsziffer herrscht. Eine Pflegeschwester hat jeweilig ca. 150 Kinder zu betreuen. Die Pflegeschwester belehrt die Mutter, wie das Kind zu nähren, zu baden, zu kleiden ist usw. und hinterläßt beim ersten Besuche eine gedruckte Belehrung; sie kommt solange, bis alles richtig ausgeführt wird und überhaupt so oft als es nötig ist. Für den Fall der Spitalbedürftigkeit ist auch alles auf rascheste Erledigung, ohne Aktenzug, mit unserer Zeit entsprechenden Mitteln eingerichtet, die Akten kommen nach, da manche Säuglingserkrankungen ein Zuwarten nicht gestatten. Macht ein Privatarzt Visiten, so hat die Pflegeschwester auch dessen Anordnungen auszuführen, wenn er sie schriftlich hinterläßt. Täglich rapportieren je einige Pflegeschwestern je einen Amtsarzt.

Eine zweite wichtige Sache sind die Milchstationen. Vor einem Menschenalter hat die Bewegung zur Verminderung der Säuglingssterblichkeit in Frankreich eingesetzt mit der „consultation des nourrissons", welche Budin begründete und welche zur Einrichtung der „goutte de lait", der Milchversorgung für

Säuglinge, führte. 1904 wurde in Glasgow eine Milchstation errichtet, in England bestehen aber nur neun solche, während die Entwicklung der Dinge in Amerika großartig wird. In New York sind die Milchstationen schon äußerlich durch den blauen Anstrich auffallend, während innen natürlich alles blank weiß ist. Diese Stationen, mit deren Einrichtung man in New York 1911 begann, und von welchen 1912 schon 79 bestanden, bilden ein ganzes Netz in den armen Vierteln. Dort wird einwandfreie Milch für Säuglinge unter Kontrolle des Gesundheitsamtes verkauft, bzw. an Ärmste auch gratis abgegeben, ferner ist in jeder eine Pflegeschwester, welche in der gefährlichsten Jahreszeit, Mai bis Oktober, von einer Assistentin unterstützt wird, und von den Ärzten des städtischen Gesundheitsamtes werden dort Sprechstunden abgehalten. Für je drei Stationen ist ein Arzt tätig. Jede Mutter im Umkreis von vier Häuserblocks — das ist etwas, was ja einer kleinen Stadt entsprechen mag an Volkszahl — erhält von der Kinderabteilung des Gesundheitsamtes eine Mitteilung, welche ihre Aufmerksamkeit auf die zugehörige Milchstation lenkt und sie einladet, ihr Kind wöchentlich einmal zur Besichtigung und Wägung zu bringen, ferner wenn der Säugling Zeichen von Unwohlsein zeigt, und auch in den Stationen werden die Mütter über Behandlung der Säuglingsmilch, wenn sie nicht selbst stillen, sowie über Pflege des Kindes überhaupt instruiert. Jeder Polizeimann und jeder Parkwächter hat ein Verzeichnis der Milchstationen bei sich, um einer fragenden Person Auskunft geben zu können, und die Pflegeschwestern, welche die Hausbesuche machen, wirken auch auf Benützung der Milchstationen ein. Findet die Pflegeschwester beim Hausbesuch ein Kind, welches nicht von der Mutter gestillt wird, wobei die Eltern zu arm scheinen, um richtige Kindermilch zu beschaffen, so telephoniert sie an die zugehörige Armenstelle, welche innerhalb einer Viertelstunde entscheidet, ob sie den Fall einer Unterstützung (Gratismilch) für würdig hält. 1912 waren 41,233 Babies der ärmlichen Bezirke in den zugehörigen Milchstationen registriert.

Analog sind die Einrichtungen in anderen großen Städten der Union, mindestens bereits in 30 solchen.

Als dritter, sehr wichtiger Punkt seien die überall nachahmenswerten sogenannten Vereine kleiner Mütter, die „Little Mothers Leagues" bemerkt. Die Sache verdankt den ersten Ausgangspunkt dem Erziehungsamt in Manchester, wo 1902 im 7. Schuljahr der Mädchenschule ein Unterricht in Säuglingspflege mit vortrefflichem Erfolg eingerichtet wurde; die betreffenden Schulmädchen wurden „little mothers" genannt.

Für die Säuglingspflege kann die künftige Mutter gewiß schon als reiferes Schulkind erzogen werden; sie ist ja tatsächlich ohnehin die „Kinderfrau" der armen Leute. In New York wurden seit 1908 einzelne Vorträge über Säuglingspflege, und zwar für die Mütter und die Schulmädchen von 12 und mehr Jahren in Schulen ärmlicher Viertel abgehalten. 1910 luden die Vortragenden in den Vierteln mit vielen Geburten und Sterbefällen die Schulmädchen des genannten Alters ein, zur Verminderung der Säuglingssterblichkeit als freiwillige Helferinnen des städtischen Gesundheitsamtes in eine Liga einzutreten. So entstanden die „Vereine kleiner Mütter", d. h. der älteren Schwestern vorhandener oder noch kommender Säuglinge. Im Gründungsjahr 1910 wurden 71 solche Vereine gebildet, 1912 waren schon 183 mit gegen 20 000 Mitgliedern vorhanden. Jede Liga bildet einen Verein an der betreffenden Schule, Ehrenpräsident ist der betreffende Schularzt, Ehrenvizepräsident ist die Schulschwester, die Kinder wählen aus ihrer Mitte die Vorsitzende, Schriftführerin und Kassierin, die Mitglieder erhalten ein silbernes Vereinsabzeichen, welches auf dem Kleide getragen wird und ein Diplom. Während des Sommers findet nun allwöchentlich eine Versammlung statt, in dem Erholungsraum oder auf dem Erholungsplatz der Schule oder an einem sonst geeigneten Ort. Dabei werden Vorträge und Übungen abgehalten. Die Kinderabteilung des städtischen Gesundheitsamtes, welche sich unter der zielbewußten Leitung einer tüchtigen graduierten Ärztin, der Frau Baker, befindet und ein stattliches eigenes Haus für ihre vielseitigen Agenden füllt, stellt die nötigen Lehr- und Lernbehelfe bei, wie Thermometer, Kochapparate, Meßgläser und Löffel zur Demonstration der Vorbehandlung der Kuhmilch für Säuglingsernährung, praktische und unpraktische Saugflaschen und Saughütchen, die geeigneten Bürsten zur Reinigung der Gläser usw., Schwämme, Streupulver, Einlagen, Watte, Säuglingskleidung, Badewanne, eine große Puppe. Lebende Säuglinge bringen die Schülerinnen selbst mit, nämlich ihre kleinen Pflegebefohlenen. Es wird ferner theoretisch unterrichtet über Wert der Ernährung mit Muttermilch, künstliche Ernährung und die dabei nötigen

Vorsichten, Anzeichen von Erkrankungen, wo Hilfe zu haben ist, wie das Kind zu pflegen, zu nähren, zu kleiden, zu baden ist und dergl. Die Kinder machen auch schriftliche Aufsätze, welche u. a. interessante Mitteilungen darüber bringen, wie diese „kleinen Mütter" unaufgefordert selbst intervenieren, wie z. B. eine solche kleine Mutter in der Zinskaserne, in der sie wohnt, immer und immer einen Säugling schreien hört, dessen Mutter abwartet und frägt, warum denn das Kleine immer so schreit, wie die Mutter antwortet und die kleine Mutter ihr Mitteilungen macht, die Mutter dann in die Ordination in der Milchstation geht und bald darauf das Kindlein ganz wohl ist, oder wie eine kleine Mutter auf der Straße interveniert, weil ein Kind in der größten Hitze auf der Sonnenseite der Straße getragen wird, wie sie sich nicht mit der groben Bemerkung, sie möge sich um ihre eigenen Sachen kümmern, abschnauzen läßt, sondern so nett verhandelt, daß die beiden sich schließlich ganz gut verstehen usw. usw. Ich habe einer Unterrichtsstunde auf dem Dache einer der Carnegie-Bibliotheken angewohnt und kann nur sagen, daß mir Unterricht und Prüfen einen sehr guten Eindruck gemacht haben, auch hinsichtlich der Behandlung der Schülerinnen; es war sozusagen ein Kolloquium, wie es mancher europäische Schulmeister vielleicht nicht „schul"-mäßig genug fände, aber mit vortrefflichem Erfolg. Die Mädchen beteiligten sich überaus lebhaft und zeigten wetteifernd und schlagfertig, wie gut sie profitiert hatten. Jedes Kind weiß natürlich auch die seiner Wohnung nächste Milchstation, wozu die Stationen bestehen, was dort geschieht, kurz, dieser Weg der Vereine kleiner Mütter ist, wenn so praktisch betreten, wie dort, jedenfalls überall zu empfehlen. Es hat sich auch in den Vereinigten Staaten ein eminenter Nutzeffekt für die Säuglinge ergeben, welche unter dem Einflusse der „kleinen Mütter" standen, von dem zu erwartenden Nutzen für die eigene Mutterschaft nicht zu reden. — Ein schöner Zug in England ist die Sorge, armen Wöchnerinnen gute Nahrung auf dem Wege der Wohltätigkeit zuzuführen, damit sie das Kind selbst erfolgreich nähren können.

So sind wir in unserem Kreislauf wieder zur Schule zurückgekommen. Ursprünglich dazu gedacht, in engen Grenzen durch Unterricht zu erziehen, verrichtet sie fortschreitend als zielbewußt fortschreitendes Massenunternehmen immer neue, notwendige Arbeit verschiedener Art für die meisten Kinder besser und wohlfeiler, als es die eigenen Eltern vermöchten, Arbeit, welche in Anbetracht der sozialen Verhältnisse nicht nur nützlich, sondern geradezu notwendig wird. Geht das alles zu weit? Nehmen wir an, die allgemeine Pflichtschule auf Kosten aller bestünde noch nicht und jemand würde erst vorschlagen, alle Kinder auf Kosten aller in den Elementen des Wissens zu unterrichten, so würden wahrscheinlich ernste Bedenken erhoben werden. Heute wäre wohl, da die Dinge einmal so weit gediehen sind, eher Zustimmung zu haben, manches Neue allgemein einzuführen, aber die örtlichen Möglichkeiten und Notwendigkeiten sind tatsächlich nicht gleich und allgemeine Durchführungen, welche für überall gut wären, sind angesichts der ungeheuren Verbreitung der Schule wirklich nicht ohne weiteres allgemein möglich. Es würde daher kein Gesetzgeber oder Generalverwalter es wagen, radikal für ein ganzes Reich zu dekretieren. Dafür ist aber heute auch die Autonomie kleiner Körper eine ganz anders große als ehedem, ferner haben die freiwilligen Organisationen eine Entwicklungsstufe erreicht, welche man schwerlich früher ahnen konnte, und diese sowie die einzelnen Gemeinden fördern nun Fortschritt, der von den höheren öffentlichen Stellen gewiß neidlos unterstützt wird. Sowie beispielsweise die freiwilligen Feuerwehren in Österreich eine enorme Gesamtleistung an Rettung erzielt haben, so wird immer weitere Entwicklung der freiwilligen Mitarbeit und der Selbstregierung des Nachwuchses immer mehr die Aufzuchtsarbeit überhaupt erleichtern helfen. · Wir haben in Wien einen Reichsverein gegründet, nicht um die Kinder zu nähren oder zu baden usf., sondern um durch intellektuelle Förderung eine gesunde Jugenderziehung zu unterstützen und durch solche Propagandaarbeit auf alle zuständigen Faktoren einzuwirken.

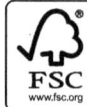

MIX
Papier aus verantwortungsvollen Quellen
Paper from responsible sources
FSC® C105338

If you have any concerns about our products,
you can contact us on
ProductSafety@springernature.com

In case Publisher is established outside the EU,
the EU authorized representative is:
**Springer Nature Customer Service Center GmbH
Europaplatz 3, 69115 Heidelberg, Germany**

Printed by Libri Plureos GmbH
in Hamburg, Germany